Sitzungsberichte
der Akademie der Wissenschaften
der DDR
Mathematik – Naturwissenschaften – Technik

4 N

1984

Helmut Kyank

Artefizielle Insemination, In-vitro-Fertilisation und Embryotransfer beim Menschen

AKADEMIE-VERLAG · BERLIN

Sitzungsberichte
der Akademie der Wissenschaften
der DDR
Mathematik–Naturwissenschaften–Technik

Jahrgang 1984 · Nr. 4/N

Helmut Kyank

Artefizielle Insemination, In-vitro-Fertilisation und Embryotransfer beim Menschen

AKADEMIE-VERLAG · BERLIN
1984

Vortrag von Helmut Kyank, Ordentliches Mitglied der Akademie der Wissenschaften der DDR, gehalten in der Sitzung des Plenums am 17. März 1983

Herausgegeben im Auftrage des Präsidenten der Akademie der Wissenschaften der DDR von Vizepräsident Prof. Dr. Heinrich Scheel

ISSN 0138–3965
Erschienen im Akademie-Verlag, DDR-1086 Berlin, Leipziger Str. 3–4

Lizenznummer: 202 · 100/57/84
Printed in the German Democratic Republic
Gesamtherstellung: VEB Druckhaus Köthen
LSV 2865
Bestellnummer: 763 399 9 (2010/84/4/N)
00300

Die Kinderlosigkeit wurde von der WHO als eine behandlungsbedürftige Krankheit definiert. Die Häufigkeit der ungewollten sterilen Ehen beträgt in Industrieländern wie der DDR 10–15%, die der beabsichtigten Kinderlosigkeit wird auf 10% geschätzt. Dem berechtigten Anspruch auf Behandlung der Kinderlosigkeit dienen in geeigneten Fällen die bereits zur Routine gewordene artefizielle Insemination und die neu entwickelten Methoden der In-vitro-Fertilisation und des Embryotransfers innerhalb der Ehe oder mit Spendersperma und Spendereizellen, Verfahren, die auch das Experimentieren am menschlichen Embryo möglich gemacht haben und in das Kreuzfeuer der Kritik geraten sind.

1. Artefizielle Insemination

Die artefizielle Insemination stellt heute kein großes Problem mehr dar, sie kann maritogen (homolog) mit dem Sperma des Ehemannes oder donogen (heterolog) mit Fremdsperma erfolgen.

1.1 Indikationen

Die maritogene Insemination mit Nativsperma des Ehemannes ist bei Sterilitätsursachen von seiten der Ehefrau oder des Ehemannes indiziert (Tab. 1), während für die donogene Insemination nur männliche Sterilitätsursachen in Frage kommen (Tab. 2). Eine Ausnahme bildet die Mietergebärmutter einer fremden Frau. Der Tag der Insemination wird bei Vorliegen eines normalen biphasischen Menstruationszyklus anhand der Basaltemperaturkurve und des sogenannten Zervix-Scors bestimmt oder durch eine hormonale Ovulationsinduktion vorprogrammiert.

Tabelle 1 Maritogene (homologe) artefizielle Insemination

♀ Indikationen	♂ Indikationen
Vaginismus	Impotenz
Zervikal-Stenose	Paraplegie
Lange Zervix	Hypospadie
Retroflexio uteri	Lagerung (Vasektomie)
Zervizitis	Oligo-Asthenospermie
Mukurrhoe	Retrograde Ejakulation
Antikörper (lokal)	

Tabelle 2 Donogene (heterologe) artefizielle Insemination

	♂ Indikationen
Azoospermie	Strahlenschädigung
Aspermie	Orchidektomie
Oligozoospermie	Psychosexuelle Faktoren (Impotenz)
Nekrospermie	Paraplegie
Hodenatrophie	Immunreaktion
Kryptorchismus	Genetische Faktoren
Orchitis	Rh-Inkompatibilität
Vasektomie	

1.2. Durchführung

Zur Insemination wird Sperma mittels eines Katheters oder einer Kanüle teils in die Gebärmutterhöhle und teils in den Halsabschnitt der Gebärmutter eingebracht und das verbleibende Restejakulat in einer Portiokappe vor den äußeren Muttermund gebracht. Neuerdings wird die maritogene Insemination in Form der Kappenselbsteinlage aufgrund ökonomischer und psychosexueller Aspekte in zunehmendem Maße praktiziert. Die Kappe verbleibt während des ganzen Konzeptionsoptimums intravaginal vor dem äußeren Muttermund, wobei mit Hilfe des Ansatzschlauches altes Sperma durch neues ersetzt werden kann. Nach 6 solcher Inseminationszyklen werden Konzeptionsraten zwischen 3 und 30% erzielt.

Die donogene (heterogene) Insemination (AID) hat infolge der Abnahme der Adoptionskinder, der sicheren Rechtsgrundlage in der DDR und der Möglichkeit der Kryokonservierung von Spendersperma in den letzten Jahren ständig zugenommen. Vorteile der AID gegenüber der Adoption beruhen im wesentlichen darauf, daß die Unfruchtbarkeit des Mannes nicht offenbar und der Frau das Erlebnis der Schwangerschaft und Geburt nicht vorenthalten wird. Sie kann ihre Fruchtbarkeit mit all den positiven Seiten unter Beweis stellen.

1.3. *Voraussetzungen*

Voraussetzung für die donogene Insemination (Tab. 3) ist der eigene freie Entschluß, eine stabile Ehe und eine gründliche Aufklärung der Eheleute (in seltenen Fällen auch der ledigen Frau) über Methode, Erfolgsrate und Komplikationen der AID. Nach 6monatiger Bedenkzeit muß die Frau eine notariell beglaubigte Willenserklärung und Empfängererklärung abgeben. Spezielle Voraussetzungen stellen die Sicherheit der generativen Potenz der Frau, der Ausschluß entzündlicher Genitalerkrankungen und die Altersgrenze dar.

Tabelle 3 Voraussetzungen für die donogene Insemination

- Wohlfahrt des Kindes muß gesichert sein
- Insemination nur durch den Arzt
- Zustimmung des Spenders
- Zustimmung der Frau und ihres Ehemannes (schriftlich nach Aufklärung)
- Ausschluß vererbbarer und infektiöser Erkrankungen
- Identität des Spenders und der inseminierten Frau geheim
- Keine Bezahlung des Spenders
- Kind ist legitimes Kind der Eheleute

1.4. *Spenderwahl*

Die Spenderwahl obliegt strengen Kriterien (Tab. 4). Ein Spender sollte nicht häufiger als für 8 gezeugte Kinder in Frage kommen (Spenderkartei). Nach 6 Inseminationszyklen sind in ca. 60% Graviditäten mit 10–20% Fehlgeburten zu erwarten. Gehäuft treten Eileiterschwangerschaften auf. Die Geschlechtsverteilung ist unverändert. Die Fehlbildungsrate ist nicht erhöht.

1.5. *Kryokonservierung von Humansperma*

Die Motivation zur Anlage eines Kryosperma-Depots geht entweder vom Gynäkologen aus, der fertiles Sperma zur donogenen Spenderinsemination vorrätig haben will, oder vom Patienten, der wegen zu befürchtendem Fertilitätsverlust (Operation, Bestrahlung, Zytostatika) eine persönliche Fertilitätsprophylaxe wünscht. Die Ungefährlichkeit sogar jahrelanger Lagerungszeiten hinsichtlich der Fehlbildungsrate und des Schwangerschaftsverlaufes ist durch klinische Beobachtungen und durch genetische Studien weitestgehend geklärt worden.

Tabelle 4 Auswahl der Samenspender bei donogener Insemination

- Normales Spermiogramm, gesunde Kinder
- Gute physische, psychische und intellektuelle Eigenschaften
- Alter unter 35 Jahren
- Einwandfreie Familienanamnese (Diabetes, Geisteskrankheiten, Mißbildungen)
- Einwandfreie Eigenanamnese (venerische Erkrankungen)
- Vorwiegend Blutgruppe A und 0, Rhesus-positiv
- Bei Zweifel: Karyotyp-Bestimmung (Häufigkeit balanzierter Translokationen in der Normalbevölkerung 0,2%)

Tabelle 5 Indikationen zur Human-Kryospermakonservierung

1. Notwendigkeit täglicher Inseminationen
2. Möglichkeit der Lagerung vor Fertilitätseinschränkung des Mannes
3. Lagerung und Konzentrierung von Ejakulaten bei Oligospermie u. a.
4. Möglichkeit einer weiteren Gravidität mit biologischem Vater (donogene Insemination)
5. Einschränkung der Antigenität Spermaimmunität

Für die Human-Kryokonservierung sind die in Tabelle 5 aufgeführten Indikationen zu nennen. Den Vorteilen der artefiziellen Insemination mit Human-Kryospermakonserven, wie räumliche Trennung, Möglichkeit der Deponierung, Wahrung der Anonymität, Spenderauswahl, der geringeren Abortrate bzw. dem selteneren Auftreten von kongenitalen Schädigungen, stehen als Nachteile der Motilitätsabfall und die Fertilitätsminderung sowie ein erhöhtes Infektionsrisiko gegenüber (Tab. 6).

Für die Kryokonservierung kommen drei Methoden in Frage. Nach entsprechender Vorbehandlung und Zugabe eines kryoprotektiven Mediums kann die Konservierung in einer Stickstoff-Gefrieranlage, in speziellen Isolationsgefäßen, im Container- und im Pelleten-Verfahren mit Trockeneis

Tabelle 6 Instrumentelle Insemination mit Human-Kryospermakonserven

Vorteile	Nachteile
Räumliche Trennung	Motilitätsabfall (30–70%)
Deponierung (Anreicherung?)	Verdünnungseffekt
Anonymität	Fertilitätsminderung
Spenderauswahl	Penetrationseinschränkung
Exakter Paternitätsnachweis bei mehrmaliger AID/Zyklus	Chromosomenbrüche
Kongenitale Schädigungen seltener, Abortrate geringer (?)	Infektionsrisiko

erfolgen. Uns hat sich in der Praxis das letztere Verfahren bewährt, da es mehrere Vorteile bietet.

Rechtliche oder ethische Fragen stellen bei der maritogenen Insemination kein Problem dar, aber auch die donogene Insemation kann in dieser Hinsicht in der DDR als gelöst betrachtet werden: Kommentar zum Familiengesetzbuch, Berlin 1982, 5. Auflage, § 61, die Anfechtung der Vaterschaft betreffend.

Schwierigkeiten in der Praxis ergeben sich für die donogene Insemination bei der Gewinnung geeigneter Spender.

2. In-vitro-Fertilisation (IVF) und Embryotransfer (ET)

Während für die artefizielle Insemination funktionsfähige Eileiter als wichtigste Voraussetzung gelten, kommen für die In-vitro-Fertilisation und den Embryotransfer vorwiegend Frauen mit fehlenden oder geschädigten Eileitern in Frage.

2.1. Rückblick

Die erste Geburt nach extrakorporaler Fertilisation erfolgte am 25. Juli 1978 in Oldham/Lacashier (England) [20], die zweite nach einer Embryo-Gefriermethode in Kalkutta im Oktober 1978 ohne nähere Angaben, die dritte im Januar 1979 in Edinburgh. Die erste Geburt nach extrakorporaler Befruchtung im deutschsprachigen Raum fand im Jahre 1982 in Erlangen statt.

Die ersten Versuche zur extrakorporalen Befruchtung von Säugetiereiern gehen auf die Arbeiten des Österreichers SCHENK [18] im Jahre 1880 zurück. Erste Berichte über den Embryotransfer beim Kaninchen stammen aus dem Jahre 1890 [9]. 1944 berichteten ROCK und MENKIN [16] über die Fertilisation von menschlichen Eizellen. Erst 1959 gelang CHANG [4] nach extrakorporaler Befruchtung beim Kaninchen die Transplantation in ein Empfängertier mit Austragen einer normalen Schwangerschaft. Dabei wurde der Einwand der möglichen Parthogenogenese durch die Ausbildung von Jungen beiderlei Geschlechts entkräftet.

2.2. *Indikationen zur In-vitro-Fertilisation (IVF) und zum Embryotransfer (ET)*

Während für die bereits zur Routine gewordene artefizielle Insemination mit dem Sperma des Ehemanns oder Spendersperma funktionsfähige Eileiter als wichtigste Voraussetzung gelten, kommen für die IVF und den ET vorwiegend Frauen mit fehlenden oder geschädigten Eileitern in Frage (Tab. 7), aber auch die Oligospermie oder Oligoasthenospermie, die nicht durch andere therapeutische Maßnahmen behoben werden kann, zählt zu den Indikationen, da die IVF mit einer geringen Spermienanzahl günstigere Erfolge als die artefizielle Insemination aufweist. Außerdem verliert Gefriersperma im Durchschnitt 50% der Motilität. Bei der Oligospermie kann die IVF nach Trennung der meisten motilen Spermien aus dem Ejakulat versucht werden. Bei dieser Maßnahme ist es fraglich, ob Y-chromosomale Spermien dadurch angereichert werden. Eine weitere Indikation für die IVF kann das Vorhandensein von Spermaantikörpern oder abnormer Zervikalfaktoren sein. Als möglicher Nachteil der IVF wird der Wegfall der physiologischerweise erfolgenden Ausleseprozesse der Spermien diskutiert.

Tabelle 7 Indikationen zur IVT und ET

1. Fertilisationsprobleme
   - geschädigte oder fehlende Eileiter
   - Oligospermie
   - Oligoasthenospermie
2. Verhinderung chromosomal oder genetisch geschädigter Nachkommen

Diskutiert wird ferner die Möglichkeit, chromosomal oder genetisch geschädigte Nachkommen durch entsprechende Untersuchungen am Trophoblasten zu selektieren, da der Karyotyp des Embryos bereits im Blastozystenstadium analysiert werden kann [17]. Dazu genügen wenige Zellen, die durch Mikrobiopsie vom Trophoblasten gewonnen werden. Da der Mitoseindex des Trophoblasten etwa 20% beträgt, wird man eine Zelle von 5 des Trophoblasten in der Mitose finden. Chromosomale, morphologische und numerische Abnormitäten könnten so identifiziert und ein defekter Embryo selektiert werden. Die gleiche Methode könnte für die Geschlechtsbestimmung des Embryos im Hinblick auf geschlechtsgebundene Erkrankungen herangezogen werden. Die für den Embryo harmlose Geschlechtsbestimmung ist sicher erprobt worden bei Laboratoriumstieren. Anhand der vom Trophoblasten gewonnenen Zellen könnten in Zukunft durch Enzymbestimmungen auch erbliche Stoffwechselerkrankungen erfaßt werden.

2.3 *Durchführung der IVF und des ET*

Die extrakorporale Befruchtung mit anschließendem Embryotransfer basiert auf fünf Punkten [2, 8, 12, 13, 17, 19, 21, 23]:

1. Gewinnung der Eizelle,
2. Reifung der Spermatozoen,
3. Fertilisation der Eizelle,
4. Kultivierung des frühen Embryo,
5. Transfer des in vitro entwickelten Embryos in den Uterus.

2.3.1 Gewinnung der reifen Eizelle

Die erste Schwierigkeit für eine IVF ist die Gewinnung einer oder mehrerer reifer Eizellen mit Hilfe der operativen Laparoskopie, bei der die Eizelle zusammen mit Follikelflüssigkeit aus einem sprungreifen Follikel mittels einer Aspirationskanüle unter einem mäßigen negativen Druck abgesaugt wird. Präovulatorische Oozyten können auf diese Weise ungeschädigt aus den Ovarien gewonnen werden.

2.3.2 Vorausbestimmung des Ovulationstermins

Bis Ende 1980 stammten alle nach IVF geborenen Kinder aus Eizellen, die aus dem natürlichen Zyklen gewonnen worden waren. Für den günstigsten Zeitpunkt der Eizellgewinnung dienten die dem Gynäkologen geläufigen Kriterien (Basaltemperatur, Zervixscore, Vaginalzytologie). Eine wesentliche Verbesserung brachten wiederholte Ultraschallmessungen des Durchmessers des Graaf-Follikels (Abb. 1) in Kombination mit Bestimmungen des gonadotropen Luteinisierungshormons (LH) und von Estradiol im Serum. Die Bestimmungen dieser Hormone, deren Konzentration vor der Ovulation im Serum (Abb. 2) und Urin ansteigen, erfolgen in den letzten Tagen vor der zu erwartenden Ovulation alle 2–4 Stunden (Ria-Schnellmethoden).

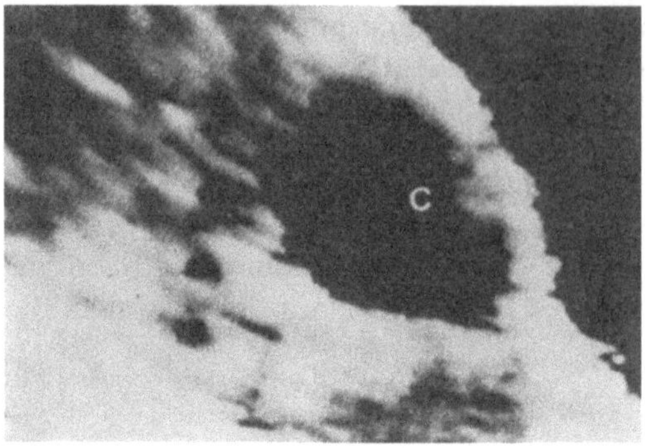

Abb. 1 Ultraschall-Bild eines Graaf-Follikels mit Cumulus oophorus (c)

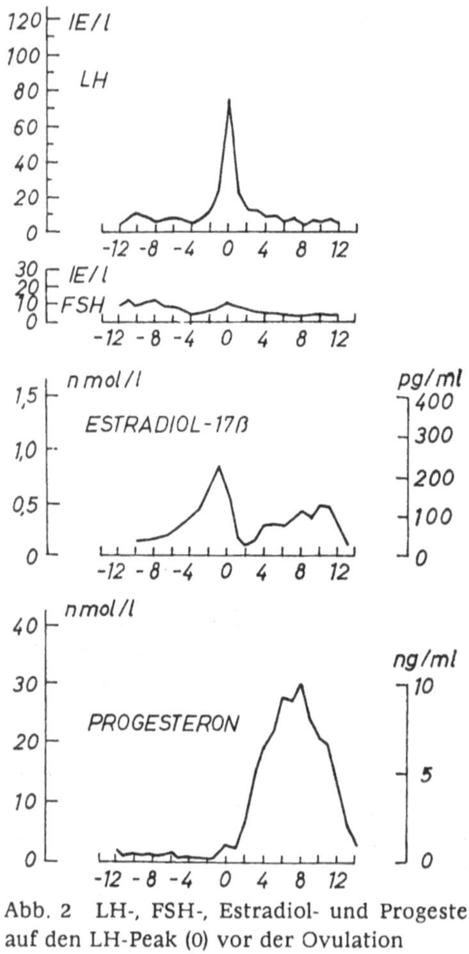

Abb. 2 LH-, FSH-, Estradiol- und Progesteron-Konzentrationen im Serum, bezogen auf den LH-Peak (0) vor der Ovulation

Mit Hilfe der Ultraschalluntersuchungen kann zugleich die Seite des herangereiften Follikels lokalisiert werden. Außerdem läßt sich feststellen, ob die Ovulation bereits erfolgt ist, um eine unnötige Laparoskopie zu vermeiden. Schäden der Eizelle durch die Ultraschallstrahlen sind nicht zu erwarten [3].

Neuerdings bevorzugt man die hormonale Stimulation der Ovarien, die bereits über mehrere Zyklen vor der geplanten Gewinnung der Eizelle vorgenommen werden kann. Sie erfolgt zumeist mit Clomifen und hCG, ähnlich der Behandlung anovulatorischer Frauen mit Kinderwunsch zwecks Ovulationsauslösung (Abb. 3). Durch die Hormongaben wird die Follikelreifung in den Ovarien aktiviert. Bei entsprechender Dosierung können gleichzeitig mehrere Follikel heranreifen, so daß bei der Laparoskopie mehrere reife Eizellen durch Aspiration aus mehreren herangereiften Follikeln gewonnen werden können und danach mehrere Gelbkörper entstehen. Durch die Hormonstimulation läßt sich der günstigste Zeitpunkt für die Eizellgewinnung auf 32 bis 36 Stunden nach der hCG-Gabe vorausbestimmen, damit wenigstens eine reife Eizelle in der Metaphase 2 gewonnen werden kann.

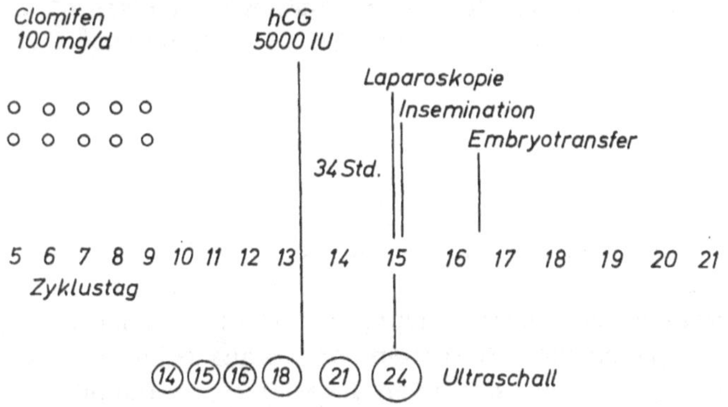

Abb. 3 Zeitliche Folge der hormonalen Stimulation, der Laparoskopie, der Insemination und des Embryotransfers

2.3.3 Kriterien der Reife der Eizelle und Kultivierung

Die Gesamtzahl der primären Oozyten wird bei der Geburt auf etwa 700 000 bis 2 000 000 geschätzt. Sie befinden sich in dieser Zeit noch in der Prophase der ersten Reifeteilung. Anstatt in die Metaphase einzutreten, kommen sie in ein Ruhestadium zwischen Prophase und Metaphase. Zur Zeit der Pubertät sind etwa nur noch 40 000 Oozyten vorhanden. Die anderen sind atretisch geworden. Jetzt erst entwickeln sich die Primordialfollikel, die die Eizellen enthalten, weiter. Sobald ein Follikel reif ist, beendet die primäre Oozyte die erste Reifeteilung und stößt ein Polkörperchen aus. Sie wird so zur sekundären Oozyte. Die zweite Reifeteilung schließt sich ohne DNS-Replikation direkt an die erste Reifeteilung an, wird aber erst vollendet, wenn die Eizelle befruchtet wird. Dabei stößt sie das zweite Polkörperchen aus.

Die Reife der gewonnenen Eizelle ist schwer zu bestimmen, da sie meistens noch von den ihr anhaftenden Kumuluszellen umgeben ist. METTLER [15] teilt die Eizellen in drei Stadien ein und läßt die unreif aussehenden, mit dicht adhärenden Kumuluszellen, länger in vitro inkubieren als reife Eizellen, die von ihren Kumuluszellen bereits befreit sind. Die längsten Inkubationszeiten in vitro vor der Insemination mit dem Sperma des Ehemannes betragen so 8 bis 10 Stunden. Es bestehen aber noch Unklarheiten über den günstigsten Zeitpunkt für die Insemination, da es nicht sicher geklärt ist, inwieweit noch eine partielle Reifung der Eizelle in vitro möglich ist.

Für die IVF und die Embryokultur werden unterschiedliche Systeme, meistens jedoch Hams F 10 als Kulturmedium mit Zusatz von hitzeinaktiviertem fetalem Serum aus Nabelschnurblut, verwendet, das in seiner Zusammensetzung dem Tubenmilieu ähnelt. Die Inkubation erfolgt bei 37 °C und einem Gasgemisch von 5% CO_2, 5% O_2 und 90% N_2. Es werden aber auch andere Gasgemische angegeben.

2.3.4 Insemination und Fertilisation

Unter physiologischen Bedingungen erfolgt die Befruchtung der Eizelle im ampullären Anteil des Eileiters. Sie setzt außer der Reife der Eizelle die Fähigkeit der Spermien zur Durchdringung der Corona radiata, der Zona pellucida und der eigentlichen Eizellmembran voraus (Abb. 4). Dieser Vorgang wird als Kapazitation bezeichnet. Dabei werden Inhibitoren vom Kopf des Spermiums entfernt, mit denen die Spermatozoen beim Durchtritt durch den Genitaltrakt des Mannes abgedeckt worden sind. Erst dadurch werden die akrosomalen Enzyme frei, die es dann dem Spermium mittels der sogenannten akrosomalen Reaktion ermöglichen, die Schichten, die die Eizelle umgeben, zu durchdringen.

Nachdem das Spermium den perivitellinen Raum passiert hat, kommt es mit der Vitellin-Membran, die das Zytoplasma umgibt, in Kontakt. Anschließend wird es in die Eizelle inkorporiert. Dabei kommt es zur kortikalen Reaktion der Eizelle mit Auflösung der im Bereich der Plasmamembran liegenden kortikalen Granula, wodurch Enzyme aus diesen Granula frei werden, die die Spermienrezeptoren an der Eizellmembran zerstören.

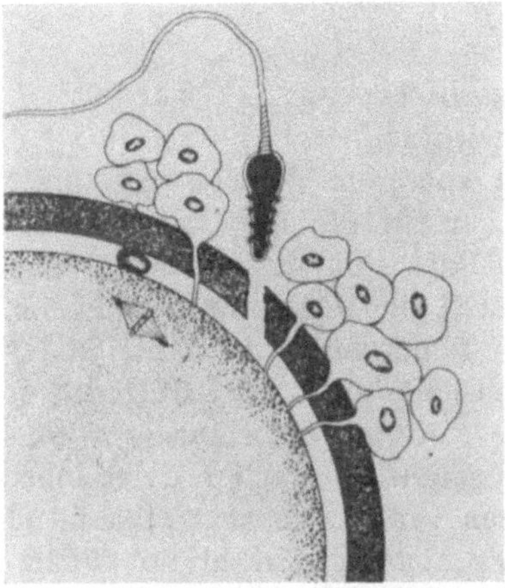

Abb. 4 Schematische Darstellung der Penetration des Spermiums durch die Zona pellucida, die von Zellen der Corona radiata umgeben ist. Im perivittelinen Spalt befindet sich das erste Polkörperchen

Dieser Vorgang soll auch dafür verantwortlich sein, daß nur ein Spermatozoon in die Eizelle eindringt und eine Polyspermie verhindert wird. Die Eizelle vollendet jetzt die zweite Meiose, und es bildet sich der männliche und weibliche Vorkern.

Der Prozeß der Kapazitation findet physiologischerweise im weiblichen Genitale statt, wenn die Spermien mit den Sekreten der Gebärmutterschleimhaut und des Eileiters in Berührung kommen. Ein Vorgang, der bei der IVF entfällt. Nach der Erfahrung mit der IVF wird die Kapazitation jedoch auch während der vor der Eientnahme erfolgenden Präparation des frisch gewonnenen Spermas in vitro ausgelöst [6], wobei die Spermien durch Waschen von den Bestandteilen des Seminalplasmas getrennt werden. Die Spermien werden danach mindestens eine halbe Stunde vor der Insemination in Hams-F-10-Medium präinkubiert. Aber auch die Zellen des Cumulus oophorus, die die Eizelle umgeben, sollen aktiv an der Kapazitation beteiligt sein, sobald die Spermien im Kulturmedium mit ihnen in Berührung kommen.

Früher nahm man an, daß die Fertilisation erst 7 Stunden nach der Insemination im Kulturmedium erfolgt, durch Verbesserung der Kulturbedingungen verringerte sich die Zeit auf etwa 2 1/2 Stunden.

Die erste Kontrolle nach der Insemination erfolgt nach etwa 18 bis 20 Stunden, weil man zu dieser Zeit am ehesten das Stadium der Pronuklei vor der Verschmelzung beobachten kann. Embryonen mit mehr als zwei Vorkernen werden vom Transfer ausgeschlossen.

2.3.5 Embryotransfer

Der Transfer des Embryos wird neuerdings bereits im 2-, 4- oder 8-Zellstadium vorgenommen [6, 14], weil die Entwicklung des Embryos in vitro verzögerter abläuft als in vivo. Bei einem späteren Transfer entstünde eine zu große Desynchronisation zwischen der für die Implantation vorbereiteten Gebärmutterschleimhaut und dem Entwicklungsstadium des Embryos. Die Technik des Embryotransfers durch den Gebärmutterhals mit Hilfe von Sonden ist schwierig, da es darauf ankommt, die Schleimhaut des Gebärmutterhalses sowie der Gebärmutterhöhle nicht zu schädigen, wodurch Prostaglandine freigesetzt werden, die Kontraktionen auslösen können. Der Embryo wird mit möglichst wenig Medium transferiert, da er sonst abtropfen kann. Die einzelnen Arbeitsgruppen verwenden unterschiedliche Instrumente für den Transfer. Eine Anästhesie ist dabei nicht notwendig.

2.3.6 Überwachung des transferierten Embryos

Nach dem Transfer des Embryos wird durch Hormonanalysen, vor allem durch β-hCG, kontrolliert, ob es zu einer Implantation und einem weiteren Wachstum gekommen ist. Als Zeichen einer nicht erfolgten Implantation bzw. Weiterentwicklung des Embryos tritt nach einigen Tagen eine Blutung ein.

Keine einheitliche Meinung besteht z. Z. darüber, ob nach dem Embryotransfer eine hormonale Unterstützung des oder der Gelbkörper notwendig ist. Mettler [15] verabfolgt an zwei Tagen nach dem Transfer je 5 000 IE hCG i. m. Trotnow und Mitarbeiter. [22] rechnen nicht mit einer Beeinflussung der Gelbkörperfunktion durch die Punktion des Follikels.

2.4 Alternative zur IVF und zum ET

Als Alternative zur IVF und zum ET wurde in neuerer Zeit über ein einfacheres und „biologisches" Verfahren berichtet. Die durch Laparoskopie gewonnene reife Eizelle wurde 6 Stunden in modifizierter Thyrode-Lösung inkubiert, dann erfolgte die Insemination mit 10 000 bis 20 000 frisch gewonnenen Spermien des Partners. Eine Stunde danach wurden Eizelle und Spermien in die Uterushöhle eingebracht, so daß die Fertilisation in vivo erfolgen kann. Allerdings wurden mit dieser Methode bisher nur zwei Kinder geboren [5].

In Zukunft dürfte es durch Tiefgefrier-Konservierung menschlicher Embryonen möglich werden, den Transfer des Embryos in einem späteren, nicht durch die Follikelpunktion beeinflußten Zyklus vorzunehmen. Zuvor müssen jedoch noch entscheidende Verbesserungen der Überlebensrate nach Einfrieren und Auftauen des frühen Embryos erzielt werden [1].

Als weitere Alternative zählt der Transfer der Eizelle, die vor der Ovulation entnommen und sofort danach hinter die blockierte Stelle in den Eileiter gebracht wird, um eine natürliche Befruchtung zu ermöglichen [10].

Sinnvoll dürfte in Zukunft auch die Kombination mikrochirurgischer Verfahren bei Eileiterschädigungen mit der IVF und dem ET sein (genaue zeitliche Abstimmung, eventuell späterer ET nach Tiefgefrier-Konservierung).

Forschungsvorhaben:
Im Schrifttum werden zahlreiche mögliche Forschungsthemen an menschlichen Eizellen oder jungen Embryonen nach IVF ohne geplanten ET diskutiert (Tab. 8) [7, 19], z. B. das Studium der Eizellreifung, die Erforschung embryonaler Schäden, die Entwicklung des männlichen Individuums, die Erforschung der männlichen Sterilität, die Entwicklung neuer Kontrazeptiva (Antikörper gegen Zona pellucida) und die Ausbildung eines Chorion-Karzinoms.

Tabelle 8 Forschungsrichtungen der IVF ohne ET

1. Erprobung von Antikörpern gegen Zona pellucida, Entwicklung von Kontrazeptiva für den Mann
2. Erforschung der männlichen Infertilität
3. Entstehung des Chorionkarzinoms
4. Entwicklung des männlichen Individuums
5. Erforschung embryonaler Schäden
6. Steuerung der Eizellreifung

2.5 *Ethische Probleme*

Die Behandlung der sterilen Ehe mittels extrakorporaler Befruchtung hat eine Reihe ethischer, moralischer, sozialer und juristischer Fragen aufgeworfen, die die Gynäkologen, Anthropologen, Naturwissenschaftler, Juristen, Gesellschaftswissenschaftler, Theologen und nicht zuletzt die Bevölkerung bewegen [11, 24]. Sie betreffen z. B. die ledige Frau, die Bezahlung des Spenders des Spermas oder der Eizelle, den verheirateten Spermaspender, die Verwendung von Mischsperma, die Information des Ehemannes oder der Ehefrau, den Begriff der Ehe überhaupt, Spender-Register, Zugriff zu diesen, Aufklärung des ET-Kindes usw.

Man ist sich im allgemeinen darüber einig, daß die IVF menschlicher Eizellen mit dem eindeutigen und einzigen Ziel, dadurch die Entwicklung eines menschlichen Individuums zu ermöglichen, als ethisch vertretbar angesehen werden kann.

Einwände betreffen die Tatsache, daß bei der IVF Embryonen zerstört werden und nur 10 bis 20% nach dem Transfer überleben. Das Risiko ist jedoch mit dem Zugrundegehen vieler junger Keimlinge in frühen Schwangerschaftsstadien nach natürlicher Befruchtung vergleichbar.

Der Einwand, daß die IVF unethisch sei, weil sie unbekannte Risiken für das potentielle Kind, das dazu nicht seine Einwilligung gegeben hat, in sich berge, ist nicht stichhaltig, da das Risiko nicht größer als physiologischerweise ist. Außerdem würde dies auch für Frauen über 35 Jahre mit dem erhöhten Risiko einer Trisomie gelten.

Wenn man dem menschlichen Embryo die Bedingung einer personal-geistigen Existenz zuerkennen will, die das Experimentieren aus wissenschaftlichen und anderen Gründen ausschließt, dürfte das für den jungen Embryo nicht zutreffen, da sich bis zum 13. Tag nach der Befruchtung noch eineiige Mehrlinge entwickeln können.

Heftig umstritten ist das durch die IVF möglich gewordene Experimentieren mit keimendem menschlichem Leben zum Zwecke des Studiums der menschlichen Embryonal- oder Fetalentwicklung oder zur Züchtung eines Organreservoirs zu Transplantationszwecken [25], auch wenn es um den wissenschaftlichen Fortschritt und das Wohlergehen der Menschheit dabei geht. Die Väter der In-vitro-Fertilisation [7, 11, 19] halten auch derartige Experimente mit menschlichen Embryonen für vertretbar. Experimente im Sinne des genetic ingineering und die Klonierung somatischer männlicher oder weiblicher Zellen nach Austausch ihrer Zellkerne mit denen von Eizellen dürften für den Menschen nicht in Frage kommen.

Zuständig in der DDR für diesen Fragenkomplex sind die sogenannten „Ethik-Kommissionen". Zur Zeit werden Richtlinien für die extrakorporale Befruchtung erarbeitet, so wie sie bereits für die artefizielle Befruchtung mit Fremdsperma bestehen. Daß derartige Richtlinien notwendig sind, wird durch die Möglichkeit der IVF und des ET mit Spendereizellen und Spendersperma in Kombination mit der donogenen (heterologen) Insemination sowie durch das mögliche Herausspülen eines Embryos aus dem Uterus und den Transfer dieses Embryos in den Uterus der Ehefrau oder einer anderen Frau unterstrichen.

2.6 *Erfolgsquote der extrakorporalen Befruchtung*

Bisher wurden in der Welt ca. 80 gesunde Kinder (bis Ende 1983 über 200) nach extrakorporaler Befruchtung geboren. In den führenden Zentren werden z. Z. monatlich 30 bis 40 Embryotransfers vorgenommen. Dabei ist nicht mit einer erhöhten Fehlbildungsrate zu rechnen.

In der DDR beschäftigen sich vier Frauenkliniken mit der IVF. Die ersten Embryonen nach extrakorporaler Befruchtung wurden bereits transferiert.

2.7 *Zusammenfassung*

Es wird über den derzeitigen Stand der artefiziellen Insemination, der In-vitro-Fertilisation und des Embryotransfers berichtet. Bisher wurden bis Ende 1983 über 200 Kinder nach extrakorporaler Befruchtung geboren. Die einzelnen Schritte dazu – Eizellgewinnung, Reifung der Spermien, Fertilisation der Eizelle, Kultivierung des frühen Embryos und Transfer des in vitro entwickelten Embryos – werden geschildert und mit den Verhältnissen in vivo verglichen. Die Erfolgsrate, ein lebendes Kind nach extrakorporaler Befruchtung zu gebären, liegt vorerst noch bei ca. 10%. Abschließend Diskussion des ethisch-moralischen Fragenkomplexes.

Literatur

[1] Al-Hasani, S./S. Trotnow/M. Barthel: Kryokonservierung von Kaninchenembryonen des Acht-Zell-Stadiums im automatisierten „Offenen System", in: Geburtsh. u. Frauenheilk. **42** (1982), S. 848–852.

[2] Blandau R. J.: In vitro fertilization and embryotransfer, in: Fertil. & Steril. **33** (1980), S. 3–11.

[3] Beck, L./R. Terinde: Diagnostik der Ovulation durch Ultraschall, in: Dt. med. Wochenschr. **106** (1981), S. 1363–1365.

[4] Chang, M. C.: Fertilization of rabbit ova in vitro, in: Nature (London) **184** (1959), S. 466–467.

[5] Craft, I./O. Djahantakhch/F. McLeod et al.: Human pregnancy following oocyte and sperm transfer to the uterus, in: Lancet I (1982), S. 1031–1033.

[6] Diedrich, K./S. A. Hasani/D. Krebs/F. Lehmann/H. V. D. Veen: Extrakorporale Befruchtung menschlicher Eizellen und Embryotransfer, in: euromed **10** (1982).

[7] Edwards, R. G./J. M. Purdy/P. C. Steptoe/D. E. Walters: The growth of human preimplantation embryos in vitro, in: Amer. J. Obstet. & Gynecol. **141** (1981), S. 408–416.

[8] Feichtinger, W./S. Szalay/P. Kemeter/A. Beck/H. Janisch: In-vitro-Fertilisierung menschlicher Eizellen sowie Embryotransfer, in: Geburtsh. u. Frauenheilk. **41** (1981), S. 482–489.

[9] Heape, W.: Preliminary note on the transplantation and growth of mammalian ova within a uterine foster mother, in: Proc. royal Soc. Med. **48** (1980), S. 457–458.

[10] Hodgen, G. D./O. Kreitmann: New fertility technique, in: Sci. News Washington **118** (1980), S. 262.

[11] Jones, H. W.: The ethics of in vitro fertilization, in: Fertil. & Steril. **37** (1982), S. 145–149.

[12] Lopata, A./I. W. H. Johnston/I. J. Hoult/A. I. Speirs: Pregnancy following intrauterine implantation of an embryo obtained by in vitro fertilization of a preovulatory egg, in: Fertil. & Steril. **33** (1980), S. 117–120.

[13] Mettler, L./M. Seki/V. Baukloh/K. Semm: Erste Ergebnisse zur extrakorporalen Befruchtung am Menschen, in: Geburtsh. u. Frauenheilk. **41** (1981), S. 61–67.

[14] Mettler, L./V. Baukloh/H.-H. Riedel/K. Semm: In-vitro-Befruchtung und Embryo-Transfer, in: Med. Klinik **77** (1983), S. 740–747.

[15] Mettler, L.: persönliche Mitteilung 1983.

[16] Rock, J./M. F. Menkin: In vitro fertilization and cleavage of human ovarian eggs, in: Science **100** (1944), S.105–107.

[17] Soupart, P.: Current status of in vitro fertilization and embryotransfer, in: Clin. Obstet. & Gynecol. **23** (1980), S. 683–717.

[18] Schenk, S. L.: Das Säugetierei künstlich befruchtet außerhalb des Mutterthieres, in: Mitt. Embryol. Inst., Universität Wien **107** (1880).

[19] Steptoe, P. C./R. G. Edwards/J. Shulman/J. Purdy, in: Campos da Paz et al.: Recent advances in human reproduction. The recovery of human preovulatory oocytes, fertilization in vitro, cleavage and embryotransfer, in: Excerpta Medica, Amsterdam–Oxford 1976, S. 285–295.

[20] Steptoe, P. C./R. G. Edwards: Birth after the reimplantation of a human embryo, in: Lancet II (1978), S. 366.

[21] Trotnow, S./T. Kniewald/S. Al-Hasani/H. Becker: Follikelpunktion, In-vitro-Fertilisierung, Embryotransfer und eingetretene Schwangerschaften in Dyneric/HCG-stimulierten Zyklen, in: Geburtsh. u. Frauenheilk. **42** (1982), S. 835–836.

[22] Trotnow, S./H. Becker/T. Kniewald/S. Al-Hasani/D. Mulz: Luteal phase following oocyte aspiration, in vitro fertilization, and embryo transfer in Clomid/HCG-stimulated cycles, in: Arch. Gynäkol. **231** (1982), S. 171–176.

[23] Trotnow, S./T. Kniewald/T. Hünlich: Die In-vitro-Fertilisation, ein neues Verfahren zur Sterilitätsbehandlung, in: Geburtsh. u. Frauenheilk. **43** (1983), S. 1–6.

[24] Walthers, L.: Human in vitro fertilization: A review of the ethical literature, in: Hastings Cent. Rep. **9** (1979), S. 23.

[25] Wiater, A. H.: Experimente mit keimendem menschlichem Leben, in: Dt. med. Wochenschr. **107** (1982), S. 1647–1650.

FSC
www.fsc.org
MIX
Papier | Fördert gute Waldnutzung
FSC® C083411

Zeitfracht Medien GmbH
Ferdinand-Jühlke-Straße 7
99095 Erfurt, Deutschland
produktsicherheit@kolibri360.de